PRINCIPES
DE THÉRAPEUTIQUE

INTRODUCTION AU COURS DE THÉRAPEUTIQUE

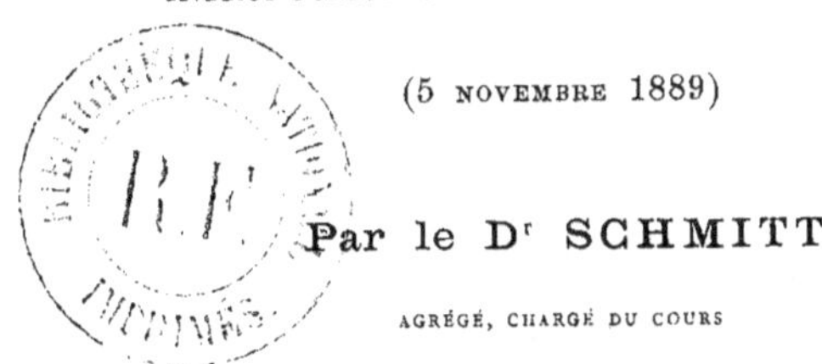

(5 novembre 1889)

Par le Dr SCHMITT

AGRÉGÉ, CHARGÉ DU COURS

Messieurs, c'est avec une profonde émotion et pénétré du vif sentiment de ma responsabilité que j'aborde aujourd'hui l'enseignement de la thérapeutique. Et comment ne serais-je pas inquiet quand je songe à la haute autorité du maître vénéré qui vient de quitter cette chaire après avoir formé pendant plus de trente ans à l'étude de la thérapeutique tant de générations médicales, quand je songe surtout à l'importance supérieure de la science que je suis chargé de vous faire connaître.

La thérapeutique, en effet, ne peut-elle pas se définir comme la médecine elle-même : l'art de guérir, ou pour parler plus modestement, l'art de traiter les malades? N'est-elle pas la fin, le couronnement et le but suprême de toutes nos études médicales? N'est-ce pas dans la thérapeutique que s'incarne, par elle que se manifeste toute l'œuvre du praticien? Sans thérapeutique, a dit Amédée Latour, le médecin n'est plus qu'un inutile naturaliste. Je ne souscrirai pas aveuglément à cette sentence qui pourrait paraître désobligeante, mais je me permettrai de m'associer de la façon la plus absolue à ces paroles d'un des maîtres les plus éminents de la Faculté de Paris : « Par le diagnostic, vous pourrez gagner l'estime de vos confrères ; par le pronostic, vous pourrez conquérir la confiance des malades et parfois l'admiration du public ; par la thérapeutique seule, vous arriverez à la satisfaction intérieure qui est souvent l'unique rémunération d'un rude labeur et qui reste toujours la meilleure récompense d'une vie de sacrifice. Tout médecin peut contrôler votre diagnostic, tout le monde peut juger votre pronostic, seuls vous saurez parfois quelle part vous revient dans la guérison ou dans la mort ; nul ne sera dans la confidence de vos remords ou de votre légitime orgueil. »

Mais avant d'entrer dans notre sujet, laissez-moi vous dire en peu de mots ce qu'a été la thérapeutique dans le cours des siècles et ce qu'elle est devenue de nos jours, quels ont été ses procédés d'autrefois, quelles sont ses tendances actuelles.

Messieurs, si vous entrez dans une officine, si vous consultez un traité de matière médicale, si vous ouvrez un de ces livres qui sous le nom de « formulaire » semblent résumer pour quelques médecins toute la science médicale, dont chaque formule paraît avoir sa destination spéciale, son indication précise, son action assurée, vous serez éblouis par l'immensité des richesses qui s'offrent à vous dans le traitement des maladies ; si de là vous passez en clinique au lit du malade, si, parmi toute cette abondance de biens, vous cherchez à découvrir ceux qui réellement ont une action certaine et utile, vous serez douloureusement surpris de voir que le nombre en est fort restreint ; si vous regardez autour de vous ce qui se passe dans le monde médical, vous verrez certains médecins, polypharmaques à outrance, atteints d'un véritable « prurit pharmacologique », entassant ordonnance sur ordonnance, remède sur remède, et se croyant fort habiles parce qu'ils ont fort drogué leurs malades, vous en verrez d'autres, sceptiques par principe, ne sacrifiant qu'à regret au caprice vulgaire qui veut des remèdes pour chaque maladie et dédaignant, sous prétexte d'expérience, tout cet arsenal pharmaceutique dont ils n'espèrent aucun effet utile.

D'où viennent ces différences et quelle voie allons-nous suivre au milieu de tant d'incertitudes ?

Si haut que nous remontions dans l'histoire de la médecine, si variées qu'aient été les doctrines médicales et les systèmes en vogue, la thérapeutique a toujours été balancée entre deux tendances opposées et presque contradictoires, l'empirisme et le dogmatisme : l'empirisme prétendant ne relever que de l'observation et de l'expérience, le dogmatisme voulant régenter la pratique au nom d'idées préconçues et d'hypothèses gratuites sur la nature et la cause des maladies.

Les premiers essais thérapeutiques remontent au berceau de l'humanité. De même que la lutte pour l'existence a appris aux premiers hommes à se préparer des aliments et des boissons, à se défendre contre les attaques des fauves; de même elle leur a appris à se soulager et à se guérir. La compassion si naturelle à l'homme créa les premiers *guérisseurs,* dont les préceptes se fondaient sur l'observation des animaux qui trouvent d'instinct parfois des remèdes pour les guérir et sur la comparaison des effets fortuits des divers agents pharmaceutiques avec ceux que produit la maladie elle-même. Quand cet empirisme primitif faisait défaut, on s'adressait aux *prêtres,* dépositaires des secrets des dieux ; et quand, avec les progrès de l'esprit humain, on crut pouvoir pénétrer la nature et le pourquoi des choses, la médecine passa aux mains des *philosophes* dans les écoles de Rhodes, de Cyrène, de Crotone, de Cnide et de Cos. Ce furent les temps héroïques de la médecine.

Avec Hippocrate commence la première période historique de notre science. La thérapeutique d'Hippocrate est avant tout la science des indications; surtout expectante, elle se fie beaucoup aux efforts de la nature médicatrice, tout en cherchant, à l'occasion, à en redresser les erreurs ; si elle ne sait s'affranchir de quelques théories regardées alors comme expérimentales, elle se repose avant tout sur l'expérience ou sur l'observation du malade et évite autant l'empirisme aveugle que le dogmatisme téméraire.

Mais les successeurs d'Hippocrate, impatients du joug, voulurent aller plus vite que le maître, et, préférant les données fournies par les systèmes à celles qui découlent de l'observation, transportèrent dans la médecine les spéculations philosophiques les plus contradictoires. Avec l'humorisme d'Hérophile, avec le mécanicisme d'Érasistrate, le dogmatisme des Alexandrins, l'empirisme de Sérapion et d'Héraclide, le méthodisme d'Asclépiade et de Thémison, la matière médicale se trouva augmentée d'une foule de remèdes uniquement basés sur les doctrines en vogue. De ces remèdes, les uns échouaient, d'autres paraissaient guérir (souvent parce que la maladie guérissait sans eux ou malgré eux) ; on ne les garda pas moins par esprit d'imitation d'abord, par crédulité ensuite, enfin par un respect superstitieux pour les choses antiques et pour les maîtres qui les avaient patronnés. Ce fut le début de la polypharmacie, thérapeutique bâtarde et confuse, mélange d'erreurs inouïes et de sublimes conceptions, dont Galien fut un des plus puissants promoteurs et qui, une fois le maître disparu, ouvrait les portes toutes grandes à la routine la plus aveugle et au charlatanisme le plus audacieux.

Puis vinrent les Arabes, apportant à leur tour une foule de médicaments nouveaux, augmentant encore le bagage pharmacologique déjà si encombrant, et basant leurs prétendus spécifiques sur une observation incomplète ou sur d'extravagantes superstitions.

Le moyen âge ne fit qu'aggraver le mal; alors florissaient l'alchimie, la cabale, les sortilèges; l'art de guérir passa aux astrologues, aux enchanteurs et aux sorciers; les conjurations et les exorcismes, l'étude des phases de la lune et de la conjuration des astres l'emportaient sur quelques arcanes thérapeutiques; alors surgit cette fameuse doctrine des signatures dont Paracelse se fit le propagateur, s'il ne l'inventa de toutes pièces. Vous connaissez sans doute cette doctrine dont nous retrouvons encore les vestiges dans mainte croyance populaire; marqués d'un signe divin, les remèdes et leurs propriétés se déduisaient de leur forme, de leur couleur, des analogies qu'ils pouvaient présenter avec tel organe, telle fonction : alors l'orchidée devint un aphrodisiaque, la pulmonaire fut souveraine contre les maladies de poitrine, l'alkékenge guérit les affections de la vessie, la carotte et le safran se prescrivirent contre l'ictère, le tremble contre la fièvre, le cœur de lièvre ou le pied d'élan contre la paralysie; l'or, le plus précieux des métaux, devait régénérer la vie et l'on se mit avec une ardeur digne d'un meilleur objet ou d'un meilleur sort à la recherche de la panacée universelle comme de la pierre philosophale. Et Paracelse, l'inventeur d'un élixir capable de conférer l'immortalité, mourait à cinquante ans sur un lit d'hôpital !

Disons toutefois à la décharge de cette époque néfaste pour la médecine qu'elle vit naître la chimie, cette science à qui la thérapeutique moderne est tant redevable, et qui la sauve aujourd'hui de la polypharmacie d'autrefois.

Avec la Renaissance cependant, on était revenu, en général, à des idées plus saines. Les excès du dogmatisme, les abus du rationalisme et de ses hypothèses remirent en honneur l'empirisme d'Hippocrate. On chercha à refaire l'expérience faussée par des idées préconçues, et la méthode expérimentale eût été créée, si, tombant dans un excès contraire, on n'en fût arrivé de nouveau à ériger l'empirisme en système et à arrêter le progrès par timidité dans l'expérimentation ou par excès de scepticisme.

A partir du XVIIe siècle, la médecine et la thérapeutique sont de nouveau ballottées entre des doctrines nouvelles ou renouvelées : dynamisme de Van Helmont, chimisme de Sylvius et de Willis, mécanisme de Borelli et de Boerhaave, humorisme de Sydenham, stimulisme de Brown, animisme de Stahl, vitalisme de Barthez et de Stoll, solidisme de Cullen et de Pinel, organicisme de Morgagni et de Broussais. En dépit de tous ces systèmes qui ne devaient guère durer plus que leurs auteurs, il est étonnant de voir de grands cliniciens, malgré leurs divergences théoriques, s'accorder le plus souvent sur le terrain de la thérapeutique et adopter, pour le traitement de la plupart des maladies ou des états morbides, des principes très analogues fondés sur l'expérience clinique et avoués par la saine raison.

Et cependant la lutte n'était pas terminée. Au commencement de notre siècle, l'ancienne querelle a continué sous d'autres noms : les nosologistes, considérant les maladies comme des êtres, cherchaient à les combattre par des médicaments spécifiques, adoptant successivement, au hasard et sans contrôle, tous les remèdes préconisés par leurs devanciers ; les physiologistes, au contraire, ne voyant dans la maladie qu'un accident, prétendaient n'intervenir que pour replacer l'organisme dans des conditions favorables au retour naturel de la santé, et ne demandaient que l'action physiologique du médicament secondant l'effort salutaire de la nature médicatrice. Ceux-là aboutissaient à l'empirisme aveugle et à la polypharmacie antique ; ceux-ci au scepticisme le plus absolu et au mépris le plus complet de la thérapeutique. « Une maladie étant donnée, trouver sa place dans le cadre nosologique », telle était pour Pinel toute la médecine ; le reste, le traitement, n'était qu'un accessoire plus ou moins désavoué, ne relevant que de l'art ou plutôt du métier.

Tandis que Trousseau, réagissant contre les excès du broussaisisme, exprimait son dédain des doctrines par cette phrase célèbre : « Qu'importe comment un médicament guérit, pourvu qu'il guérisse ? » et relevait le drapeau de l'observation traditionnelle, Gubler cherchait, dans les expériences de laboratoire et dans l'étude pharmacologique des médicaments, les moyens de remplir les indications déduites de l'état du malade, et affirmait l'importance de la thérapeutique expérimentale qui se glorifie des noms brillants de Magendie, de Cl. Bernard, de Vulpian, de Pasteur et des représentants les plus autorisés de la science contemporaine.

Grâce à leur puissante influence, la médecine a fini par suivre résolument les autres branches de la biologie dans la voie expérimentale; et aujourd'hui, au lieu de s'opposer l'une à l'autre, l'observation et l'expérimentation se complètent réciproquement, se prêtent un mutuel appui et constituent les bases solides de la thérapeutique rationnelle.

Quelle part doit revenir à chacune de ces deux méthodes, à la méthode expérimentale et à la méthode d'observation? La méthode d'observation, celle du moins qui ne se borne pas à la simple et muette contemplation des phénomènes morbides, mais qui, par une intervention active, sait modifier à l'occasion les phénomènes pathologiques, a le grand avantage de se développer sur le véritable champ d'action de la thérapeutique, sur le malade; mais elle a l'inconvénient aussi de se faire au milieu des conditions les plus complexes. Elle constate des effets sans pouvoir en interpréter le mécanisme et parmi les phénomènes qu'elle enregistre, il lui est difficile de faire la part exacte de ce qui revient au médicament et de ce qui appartient à la maladie elle-même.

L'expérimentateur, au contraire, se rend maître des conditions de son observation et peut modifier ces conditions à son gré, suivant les exigences de l'analyse physiologique. Sur l'homme sain, il étudie un produit dans les conditions de la vie normale; sur l'animal, il en analyse l'action intime; la pathologie comparée lui ouvre des horizons nouveaux, en lui montrant des maladies communes aux animaux et à l'espèce humaine, en lui permettant de réaliser chez l'animal quelques-unes des conditions créées par la maladie chez l'homme; mais son rôle se borne là; il appartient à la clinique de juger en dernier ressort.

Oui, le laboratoire est utile, indispensable même à la thérapeutique vraiment scientifique. C'est là que doivent passer tout d'abord les produits que la matière médicale, la botanique, la chimie surtout, nous fournissent chaque jour avec une prodigalité qui menace de devenir inquiétante. C'est là qu'est fixé leur degré de solubilité, leur mode d'absorption, leur élection pour certains appareils ou certains tissus, leur mode d'élimination plus ou moins rapide, les phénomènes normaux qu'ils provoquent sur tel ou tel élément de l'économie, leur degré de toxicité, leur action générale sur l'homme sain. Mais ils ne deviennent de véritables médicaments qu'après avoir subi l'épreuve de la clinique ; on ne peut affirmer leur valeur curative qu'après les avoir étudiés sur l'homme malade. Cl. Bernard, l'immortel législateur de la méthode expérimentale, l'avait compris quand il disait : « L'objet des études du médecin est le malade, et la clinique seule peut lui en donner la connaissance. »

Il ne faut demander à l'expérimentation appliquée à la thérapeutique que ce qu'elle peut légitimement donner, et ne pas vouloir transporter directement à l'homme malade ce qu'on voit se passer sur le lapin en expérience ou dans la cornue du laboratoire. On peut admettre, avec quelque raison, que l'action intime d'un médicament, c'est-à-dire les modifications chimiques qui se passent dans la cellule vivante par suite du conflit de son protoplasma avec l'agent médicamenteux, est qualitativement la même pour deux cellules identiques ; mais les conséquences de cette action, les modifications symptomatiques ou fonctionnelles qui en résultent, — et c'est là ce qui nous intéresse pratiquement, — varient même d'une espèce animale à l'autre, à plus forte raison de l'animal sain à l'homme malade.

Les phénomènes qui se passent dans l'économie humaine ne peuvent se traduire toujours par une formule chimique, et ce qui se produit chez l'animal peut différer absolument de ce qui se produirait chez l'homme sain et surtout chez l'homme placé dans les conditions si multiples et si complexes de la maladie.

Il serait trop facile de montrer par des exemples récents à quelles erreurs on peut arriver en voulant généraliser d'une façon trop hâtive les résultats de l'expérimentation au mépris de l'observation clinique. J'aurai l'occasion de vous les signaler maintes fois ; disons seulement avec Cl. Bernard : que si dans l'état actuel de la science, nul ne saurait avoir la prétention d'expliquer complètement la pathologie par la physiologie, nul non plus ne saurait faire de la thérapeutique expérimentale toute la thérapeutique.

Chaque fois que nous nous trouvons en présence d'une cause morbigène qu'il s'agit de vaincre ; ou plutôt, car nous verrons dans un instant combien nos données sur les causes morbides sont encore insuffisantes, chaque fois que nous nous trouvons en présence d'un symptôme morbide à combattre, d'un trouble fonctionnel à redresser, deux questions se posent. La première : quel médicament est capable de modifier dans le sens voulu la fonction troublée et par quelle voie opère-t-il cette modification? Il n'est pas indifférent, quand, par exemple, nous voulons ramener à la normale une diurèse insuffisante, de savoir que tel médicament sera diurétique en agissant sur le cœur, tel autre en augmentant la masse liquide du sang, tel autre encore en sollicitant directement l'épithélium sécréteur du rein. C'est la question pharmacodynamique; elle ressortit à l'expérimentation physiologique. Mais immédiatement intervient la seconde question : le médicament choisi aura-t-il la même action sur le malade? s'il l'a, arrivera-t-il à produire un effet curatif et l'intervention médicamenteuse, en faisant disparaître un symptôme fâcheux, n'aura-t-elle pas une conséquence plus fâcheuse encore sur le reste de l'organisme? C'est la question pharmacothérapique; elle ne relève que de l'observation clinique et suppose une connaissance exacte des conditions spéciales dans lesquelles la maladie a placé l'économie tout entière.

Accordons donc à l'expérimentation, à la pharmacodynamique qui en découle, l'importance qu'elle mérite; en nous faisant connaître l'action intime des médicaments, elle nous permettra souvent de prévoir et de préjuger leurs effets sur l'état morbide, elle sera la base scientifique de nos déterminations; mais encore une fois n'oublions pas que le médicament n'aura sa consécration véritable qu'après avoir été jugé au lit du malade. L'action des médicaments sur les malades, la pharmacothérapie, voilà l'essentiel, et cette action, remarquons-le bien, ne ressort pas toujours de l'expérimentation même sur l'homme sain. Administrez à un homme sain de l'opium, vous produirez chez lui de la somnolence et de l'embarras gastrique, faites-lui absorber du mercure, il aura de la stomatite et de la salivation, qu'il prenne du sulfate de quinine, il se plaindra de céphalée et de bourdonnements d'oreilles. Quels rapports ces effets physiologiques ont-ils avec ces autres faits d'observation clinique que l'opium calme les douleurs, que le mercure guérit la syphilis, que le sulfate de quinine est le remède par excellence de l'infection paludéenne? Les effets de la digitale varient chez l'homme sain et chez le malade, etc. « De même que la physiologie ne peut régir la pathologie, a dit fort judicieusement M. Dechambre, de même l'expérimentation physiologique ne peut régir la clinique. La place reste libre à l'observation ; si l'observation et la physiologie sont d'accord, tant mieux pour l'un et pour l'autre ; si elles se contredisent, tant pis pour la physiologie qui aura tous les torts devant le praticien. »

L'observation et l'expérimentation, la pharmacodynamique et la pharmacothérapie sont comme deux branches issues d'un même tronc, deux forces qui convergent vers le même but; elles forment une seule et même science ; elles sont les deux grandes méthodes sœurs de toute saine thérapeutique.

La vraie thérapeutique ne se confine plus ni dans l'empirisme systématique, ni dans le dogmatisme physiologique ; mais elle sait demander au laboratoire la raison d'être des faits qu'elle observe au lit du malade ; elle veut être scientifique, elle veut être rationnelle.

Refuserons-nous cependant d'admettre quelques médicaments légués par la médecine ancienne et consacrés par l'observation traditionnelle, par ce seul fait que leur mode d'action nous échappe encore ; rejetterons-nous les spécifiques, ces médicaments héroïques entre tous, par cela seul que, nés le plus souvent du hasard, ils s'attaquent à la maladie suivant un mode qui nous est encore inconnu ?

Ne rougissons pas d'être empiriques, quand les médicaments empiriques guérissent, mais efforçons-nous de découvrir le secret de leur activité à l'aide des moyens d'expérimentation et d'analyse dont nous disposons. Cherchons à les faire entrer dans le cadre des médications rationnelles ; c'est là un des buts les plus nobles de la science actuelle.

La thérapeutique rationnelle, ne se fiant plus à la seule autorité du maître, veut savoir pourquoi elle intervient et comment elle intervient. Il lui répugne de borner son intervention à établir entre la maladie et le remède une équation dont elle ignore la raison d'être et dont la valeur des termes lui échappe. En face du malade, elle fait d'une part le bilan de ce que la pathologie et la clinique nous enseignent sur les causes, la nature, la succession des troubles morbides dont l'organisme est le siège et elle en déduit les indications curatives ; d'autre part, elle s'efforce, grâce à la connaissance qu'elle a acquise de l'action pharmacologique des médicaments dont elle dispose, elle s'efforce de déterminer quels remèdes peuvent répondre à ces indications ; puis, après s'être rendu compte de la nécessité ou du moins de l'utilité de son intervention, elle applique les médicaments en temps voulu, au moment opportun. Elle est en un mot, suivant la définition de

M. le professeur Hayem, *la science des indications et l'art de les remplir*.

Pour atteindre le but, la thérapeutique suit des voies différentes, emploie des procédés divers. En vous les indiquant, laissez-moi surtout vous en rappeler les difficultés et les écueils. En effet, Messieurs, on répète trop souvent depuis une quinzaine d'années que nous sommes arrivés au jour ou du moins à la veille d'une grande rénovation thérapeutique, que la méthode expérimentale, renversant le vieil édifice du temps passé, élève sur ses ruines une science nouvelle toute de certitude et de succès. La bactériologie avec une ardeur toute juvénile, et grisée sans doute par ses premières conquêtes, s'est laissée aller surtout à ce lyrisme. Sous peine de tomber d'illusion en illusion, de déboire en déboire, il faut savoir nous garer de ces enthousiasmes faciles et, tout en regardant l'avenir avec foi et confiance, ne pas craindre de reconnaître les incertitudes du présent.

La première, la plus importante, la plus essentielle des indications est relative à la cause morbigène. *Sublata causa, tollitur effectus*. Reconnaître la cause et lui opposer le remède approprié, c'est à cela que doit tendre le suprême effort d'une thérapeutique rationnelle.

Mais cette thérapeutique pathogénique, comme l'appelle M. Bouchard, n'est dans l'immense majorité des cas que la thérapeutique de l'avenir, et d'un avenir encore bien lointain ; elle ne sera la loi immuable de l'intervention médicale que le jour où le problème étiologique sera résolu, où nous connaîtrons exactement la cause de toutes les maladies, c'est-à-dire le jour où la pathologie sera définitivement constituée et solidement assise. Malgré les efforts de la science moderne (et il serait absurde de ne pas les reconnaître et injuste de ne pas les glorifier), malgré ces efforts, combien de maladies dont la cause nous échappe encore, combien pour lesquelles nous admettons quelque influence banale qui ne sert qu'à déguiser notre ignorance, combien pour lesquelles la notion étiologique se réduit à quelque analogie plus ou moins réelle, à quelque hypothèse plus ou moins vraisemblable ! Mais la cause prochaine de la maladie fût-elle connue, le problème thérapeutique ne serait pas résolu pour autant. Il faudrait savoir encore le lieu et le mode d'application de cette cause, la nature de son conflit avec l'organisme, les réactions qu'elle provoque immédiatement, les altérations qu'elle laisse à sa suite alors même qu'elle a disparu ou qu'elle a cessé d'agir ; il faudrait ensuite découvrir le médicament qui peut attaquer cette cause, la détruire ou en annihiler les effets. Or, de tous ces desiderata, le dernier seul s'adresse légitimement à la thérapeutique ; les premiers sont tous du ressort de la pathologie. Si la pathologie est impuissante à les résoudre, c'est elle et non la thérapeutique qu'il faut rendre responsable de nos insuccès et de nos déboires.

Quelques exemples vous feront comprendre l'importance de cette notion étiologique, mais aussi les obstacles que la thérapeutique pathogénique rencontre dans ses applications.

Prenons un cas très simple, une intoxication. Vous êtes appelés auprès d'un homme qui vient d'absorber une solution d'acétate de plomb. L'indication causale est des plus nettes : il faut débarrasser l'estomac du toxique ingéré ou le neutraliser avant son absorption. La pharmacologie nous offre pour cela d'abord toute la série des vomitifs parmi lesquels vous choisirez celui dont l'action sera la plus sûre et la plus rapide. Pour plus de précautions, vous administrerez encore un antidote ; vous prescrirez de la limonade sulfurique, par exemple, car la chimie vous a appris qu'il se formera ainsi un sulfate de plomb insoluble et par là inoffensif ; dans l'estomac, la réaction se passera comme dans l'éprouvette, toutes les conditions de l'expérience sont connues du thérapeutiste et il les réalisera avec autant de sûreté et de précision qu'au laboratoire. Jusqu'ici la cause morbigène était facilement accessible, elle est restée pour ainsi dire étrangère à l'économie ; mais que vous arriviez un peu plus tard, que l'acétate de plomb ait été absorbé en tout ou en partie, votre tâche deviendra plus difficile. La pathologie vous demandera encore d'éliminer le sel plombique qui a pénétré dans le sang et s'est combiné aux divers éléments de l'économie ou du moins d'en neutraliser les effets. Que pourrez-vous faire ? Comme tout à l'heure vous prescrirez peut-être encore l'acide sulfurique ou un sulfate soluble ; mais les conditions sont changées et cette fois vous n'obtiendrez aucun résultat. Avant de demander à la thérapeutique un médicament capable de neutraliser le toxique absorbé, il faudrait lui dire ce qu'est devenu l'acétate de plomb, quelles transformations il a subies, en quels éléments il s'est décomposé, à quels tissus il s'est spécialement combiné ; et la pathologie est encore muette à cet égard.

Et quand, au lieu de ces causes matérielles et inertes, nous passons à celles qui, véritablement vivantes, se reproduisent et se multiplient presque à l'infini ? La bactériologie nous a appris qu'un grand nombre de maladies réputées autrefois virulentes sont dues à des microbes pathogènes ; elle a découvert quelques microbes spécifiques ; l'expérimentation thérapeutique nous a appris que certains médicaments sont capables d'empêcher la pullulation ou de détruire la vitalité de ces microbes cultivés dans les ballons du laboratoire et elle trouvera sans doute pour chaque espèce microbienne l'antiseptique approprié. L'hygiène et la chirurgie ont la prétention légitime d'atteindre ces microbes hors de l'économie ; l'antisepsie chirurgicale est une des conquêtes les plus brillantes de la thérapeutique contemporaine et suffirait à illustrer notre époque médicale. Mais de là à un traitement causal des maladies infectieuses il y a loin ; et ce serait obéir à un enthousiasme fort irréfléchi que d'exagérer la portée de ces découvertes. Le plus souvent, quand la maladie commence, l'agent infectieux a depuis longtemps pénétré dans l'organisme et depuis longtemps y exerce ses ravages. Est-il localisé dans un organe ou a-t-il envahi tous les tissus ; quels sont les produits, résultats de son activité et de sa vitalité propres, qu'il a versés dans le sang ; qu'a-t-il fait de l'économie tout entière ? Autant de questions qui attendent leur solution définitive.

Et pour quelques agents pathogènes que nous connaissons, combien nous sont encore ignorés et dont nous n'admettons l'existence que par simple analogie ! Ai-je besoin de vous citer toutes les fièvres éruptives, la grippe, la fièvre jaune, etc., que nous considérons, et avec raison je pense, comme manifestement parasitaires ?

D'ailleurs, le médicament antiseptique que l'expérimentation nous aura donné comme spécifique de tel microbe connu, pourrons-nous toujours l'administrer à la dose suffisante mais nécessaire et, en voulant atteindre le microbe, ne risquerons-nous pas de tuer le malade ? L'histoire médicale de ces dernières années est pleine de ces adaptations hâtives contre lesquelles protestent le simple bon sens et la logique la plus élémentaire. Un exemple entre mille et je l'emprunte à un savant étranger. Le professeur Cantani, de Naples, admet que les bacilles typhogènes sont primitivement localisés dans les plaques de Peyer, et des expériences de laboratoire lui ont montré que ces bacilles sont tués par une solution d'acide phénique à 2 ou 3 p. 100. Se basant sur ce fait, il préconise les lavements d'acide phénique comme traitement abortif de la fièvre typhoïde. Or pour arriver à l'iléon, siège des plaques de Peyer, il faut au minimum un litre de solution phéniquée, c'est-à-dire au minimum 20 grammes d'acide phénique, dose suffisante pour entraîner une mort foudroyante. Il est vrai que Cantani ne prescrit qu'une solution au millième ; mais alors, à ce degré de dilution, l'acide phénique n'a plus aucune action microbicide sur le bacille typhique et il ne peut s'agir d'un traitement causal (Semmola).

Est-ce à dire, Messieurs, que je veuille nier le rôle de l'antisepsie médicale ? Bien certainement non ; je vois une exagération et une erreur à en vouloir faire toujours un traitement causal, je vois un danger à négliger pour elle les autres indications ; mais je l'approuve sans réserve quand elle se contente d'attaquer les symptômes morbides.

Jusqu'ici nous avons vu la cause morbide existant, agissant au moment de notre intervention, et plus ou moins abordable aux entreprises thérapeutiques ; mais souvent la cause a cessé d'agir quand la maladie apparaît ; son action est passagère, le trouble organique ou fonctionnel qui en résulte est seul durable, ou bien elle réside dans quelque vice héréditaire, elle détermine une simple prédisposition morbide sur laquelle la cause la plus insignifiante greffera la maladie. Les traumatismes, les maladies par refroidissement, les diathèses héréditaires ou acquises, sont dans ce cas. L'indication causale disparaît : nous nous trouvons en présence de symptômes morbides, de lésions matérielles qui réclament notre intervention. Que faisons-nous alors ?

La cause prochaine de la maladie nous échappe ou nous ne pouvons l'atteindre ; nous ignorons d'où vient le mal et comment il s'est produit, mais nous avons devant nous un organisme qui souffre : il y a de la fièvre, il y a des douleurs, il y a des hémorrhagies. Ne pouvant prétendre à une action curative, nous nous contentons de pallier aux symptômes qui nous paraissent les plus fâcheux et nous trouvons dans l'arsenal pharmacologique les antithermiques pour abaisser la température, les analgésiques pour calmer les douleurs, les hémostatiques pour arrêter l'écoulement du sang. Nous n'enrayons pas la maladie, nous n'en empêchons pas les progrès ; nous nous bornons, faute de mieux, à la rendre plus supportable.

Ou bien, connaissant par l'anatomie et la physiologie pathologiques les altérations organiques et les troubles fonctionnels d'où proviennent les symptômes morbides, connaissant, d'autre part, par l'expérimentation physiologique les effets des agents de la matière médicale, nous opposons aux troubles qui composent l'état pathologique les agents thérapeutiques capables de produire des effets inverses. A une paralysie vaso-motrice, nous opposons des médicaments vaso-constricteurs, à une diminution de la contractilité des médicaments qui excitent les contractions; une sécrétion est diminuée ou abolie, nous prescrivons un médicament qui active cette sécrétion.

Pas plus que la méthode symptomatique, cette méthode physiologique ne réalise l'idéal de la thérapeutique, et cependant c'est à ces deux méthodes que le plus souvent nous sommes obligés de recourir. Parcourez tout le cadre nosologique et voyez si, dans l'immense majorité de cas, nous pouvons faire autre chose que de traiter les symptômes, les lésions organiques ou les troubles fonctionnels. Et pour être vraiment utile et efficace, il faut ici surtout que notre intervention soit discrète et raisonnée. Si nous n'abattons la fièvre qu'en détruisant le sang, si nous ne calmons la douleur qu'en déprimant le système nerveux, si, en empêchant la diarrhée, nous enfermons dans le tube intestinal des matières putrides qui pourront s'y résorber, si par une thérapeutique tumultueuse nous contrarions l'effort curateur de la nature, le bénéfice de l'atténuation de quelques symptômes sera largement compensé par les effets fâcheux que nous produirons sur l'organisme. *Primum non nocere,* est un des principes élémentaires de toute thérapeutique. Plutôt que d'intervenir à la légère et sans discernement, mieux vaut souvent tout attendre de l'évolution naturelle de la maladie. S'abstenir à propos, attendre sans parti pris la fin d'un combat dont la durée est limitée, se contenter de mettre l'organisme dans les conditions les plus favorables pour soutenir jusqu'au bout une lutte qui doit se terminer à son avantage, c'est là pour le thérapeutiste un rôle extrêmement utile qui ne mérite ni les dédains, ni les railleries dont l'accablent souvent l'ignorance ou la superstition. *Natura morborum medicatrix, medicus naturæ interpres et minister,* c'était la grande loi d'Hippocrate et, si vieux qu'il nous paraisse, Hippocrate avait du bon.

L'expérience nous apprend que, chez les sujets jeunes et chez les adultes de bonne constitution, la plupart des maladies aiguës guérissent par les seuls efforts de la nature, et la pratique de l'homœopathie en est une nouvelle démonstration, car la dose infinitésimale du remède qu'elle prescrit ne peut avoir sur l'économie qu'une action absolument nulle. Pourquoi dès lors intervenir? Si le repos et l'hygiène suffisent, pourquoi risquer par une médication intempestive de troubler l'action salutaire de la nature médicatrice? La méthode naturiste ne se borne d'ailleurs pas toujours à une expectation absolue. En étudiant l'évolution naturelle de la maladie, elle a vu que certains phénomènes spéciaux précèdent l'amendement et annoncent la guérison. Chaque fois qu'elle le peut, elle cherche à provoquer ces signes critiques et à favoriser l'acte curateur; mais si elle ne parvient pas à découvrir quel mouvement organique spontané peut être utile ou si elle ne parvient pas à le réaliser, elle s'abstient de crainte de nuire.

Un de nos anciens maîtres, partisan, un peu trop exclusif peut-être, de la méthode expectante, disait avec grande raison: « Tout médicament doit opérer une soustraction; s'il est une addition, si faible qu'elle soit, il est au moins inutile et par conséquent mauvais. »

S'abstenir à propos, agir quand il convient; il y a là deux indications aussi pressantes et aussi scientifiques l'une que l'autre.

La méthode naturiste a du reste un autre avantage, c'est de nous permettre de juger la valeur réelle des autres méthodes. Que nous ayons cherché à atteindre directement la cause du mal dans sa nature ou dans ses effets prochains, que nous ayons combattu simplement les symptômes morbides ou les lésions surajoutées, que nous nous soyons adressés à quelque médicament spécifique ou que, nous fiant à une statistique brillante, nous ayons employé quelqu'un de ces remèdes empiriques dont la matière médicale fourmille, nous avons toujours, pour apprécier sainement la valeur de notre intervention, à nous poser cette question subsidiaire: Que se serait-il passé, comment la maladie aurait-elle évolué si nous n'avions rien fait? Si aux tendances optimistes de la statistique agissante, nous opposons les chiffres de la statistique expectante, nous pouvons juger, d'après les résultats obtenus de part et d'autre, si oui ou non notre intervention a été légitime, si notre thérapeutique a produit des effets vraiment salutaires.

C'est pour avoir négligé cette comparaison que la médecine ancienne s'est encombrée d'une masse énorme de matériaux sans valeur, et que le sophisme : *post hoc, ergo propter hoc,* a pu se perpétuer à travers les siècles et jusqu'à nos jours.

Mais, Messieurs, quelle que soit la méthode que nous suivions, que nous nous adressions aux seuls troubles organiques ou fonctionnels, ou que nous cherchions à atteindre la cause même du mal, il est un point que nous ne devons jamais oublier, c'est l'état de l'organisme qui subit l'atteinte de la maladie. Cela est vrai pour toutes les maladies, soit aiguës, soit chroniques, et c'est ce qui faisait dire à un maître en thérapeutique doublé d'un clinicien éminent : « Il n'y a pas de maladies, il n'y a que des malades » ; cela est vrai surtout des maladies diathésiques et des maladies infectieuses. A côté du germe, il y a le terrain sur lequel il se développe ; à côté de l'agent infectieux, il y a l'organisme qu'il envahit et dans lequel il pullule. En thérapeutique surtout, ces deux termes sont inséparables l'un de l'autre ; n'attaquer que le premier sans songer à défendre le second, c'est « méconnaître l'idée traditionnelle de la spontanéité et de l'autonomie de l'organisme jusque dans la production et dans l'évolution des maladies », c'est se priver bien mal à propos d'une source d'indication des plus importantes et des plus fécondes. Mais là encore la pathologie nous fait absolument défaut ; la chimie, qui depuis un demi-siècle a fait tant de progrès dans l'étude des phénomènes intimes de la nutrition, nous dira peut-être un jour en quoi consiste le trouble nutritif qui rend l'organisme accessible ou réfractaire aux causes morbides et nous montrera la voie scientifique dans laquelle pourra s'engager notre intervention ; mais cette étude est à peine ébauchée et c'est à l'empirisme qu'encore une fois nous devrons avoir recours. Qu'est-ce que la scrofule, en quoi un enfant scrofuleux diffère-t-il d'un enfant normal, pourquoi sous l'influence d'une cause futile se développera-t-il chez lui une adénite, une ophthalmie, une tumeur blanche ; pourquoi offre-t-il une prise si grande à l'invasion du microbe tuberculeux, pourquoi a-t-il une moindre résistance vis-à-vis de toutes les causes morbides ? La physiologie et la pathologie sont encore muettes à ces questions ; l'empirisme seul nous a appris que les préparations iodées sont utiles contre la scrofule et cela avant qu'on soupçonnât l'existence de l'iode, avant que Coindet eût montré que dans les cendres des algues et des éponges empiriquement administrées autrefois, c'est l'iode qui constitue le principe actif.

Acceptons sans fausse honte les données de l'observation traditionnelle, souscrivons aux faits positifs, nous en connaîtrons plus tard le comment et le pourquoi.

Messieurs, j'ai voulu, au début de ces leçons, vous indiquer quelles sont les tendances actuelles de la thérapeutique ; nous avons vu que l'application de la méthode expérimentale tend à transformer notre science et à la tirer du chaos informe où l'avaient plongée les systèmes et les spéculations d'autrefois ; mais en rendant hommage à ses légitimes aspirations, je ne vous ai dissimulé ni ses incertitudes, ni ses lacunes. Nous sommes, il ne faut pas l'oublier, dans une période de transition ; nous sortons seulement des obscurités du passé et nous ne faisons qu'entrevoir les clartés de l'avenir ; mais le grand pas est fait et la route est tracée.

Il n'y a pas un siècle, l'illustre Bichat pouvait dire, sans soulever de protestation : « Incohérent assemblage d'opinions elles-mêmes incohérentes, la matière médicale n'est pas une science, c'est un ensemble informe d'idées inexactes, d'observations souvent puériles, de moyens illusoires, de formules aussi bizarrement conçues que fastidieusement assemblées. »

Renonçant à ses erreurs d'autrefois, la thérapeutique a fait reviser ce jugement sévère. Au lieu de demander ses moyens aux hasards et à l'hypothèse, elle s'appuie sur les deux bases solides de l'expérimentation physiologique et de l'observation clinique, et les progrès accomplis lui permettent d'avoir foi dans les progrès à venir.

Nancy, imprimerie Berger-Levrault et Cie.

www.ingramcontent.com/pod-product-compliance
Lightning Source LLC
LaVergne TN
LVHW052042160826
845678LV00003B/1488

* 9 7 8 2 3 2 9 6 4 0 3 0 3 *